RECHERCHES

SUR

LA SENSIBILITÉ CUTANÉE

DANS LES DIVERSES AFFECTIONS DE L'APPAREIL

UTÉRO-OVARIEN

PAR

LE Dr VIC. DE FOURCAULD

Ancien interne à Saint-Lazare et à la Santé,
Lauréat de la Société médico-psychologique,
Membre titulaire de la Société de médecine pratique,
de la Société médico-pratique,
de la Société d'anthropologie,
de la Société médicale du IXe arrondissement.
Membre correspondant de la Société médicale de Bordeaux, etc.

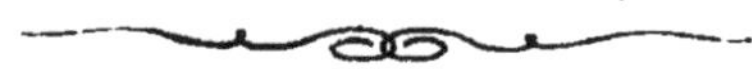

PARIS

A. PARENT, IMPRIMEUR DE LA FACULTÉ DE MÉDECINE

A. DAVY, successeur

31, RUE MONSIEUR-LE-PRINCE, 31

1881

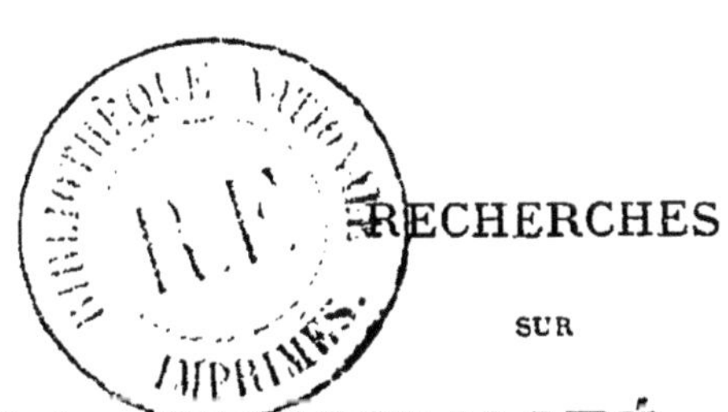

RECHERCHES

SUR

LA SENSIBILITÉ CUTANÉE

DANS LES DIVERSES AFFECTIONS DE

L'APPAREIL UTÉRO-OVARIEN

TRAVAUX DU MÊME AUTEUR :

Causeries scientifiques. 1 vol., Bordeaux. (Épuisé.)

Des injections sous-cutanées de chlorhydrate de morphine et de sulfate d'atropine contre la dyspnée des phthisiques. *Mouvement médical.* Paris, 1874.

Étude sur l'hypertrophie exulcérative du col de l'utérus dans la syphilis secondaire. Paris, A. Viollet, 1877.

Étude sur les troubles du système nerveux central consécutifs aux affections de l'appareil utéro-ovarien. Mémoire récompensé par la Société médico-psychologique.

Considérations sur le traitement des ulcérations diathésiques du col de l'utérus. *Annales de Gynécologie.* 1881.

De l'hérédité dans les affections de l'appareil utéro-ovarien. Paris, 1881.

Étude sur la pulvérisation intra-utérine. Paris, 1881.

RECHERCHES

SUR

LA SENSIBILITÉ CUTANÉE

DANS LES DIVERSES AFFECTIONS DE L'APPAREIL UTÉRO-OVARIEN

PAR

LE Dr VIC. DE FOURCAULD

Ancien interne à Saint-Lazare et à la Santé,
Lauréat de la Société médico-psychologique,
Membre titulaire de la Société de médecine pratique,
de la Société médico-pratique,
de la Société d'anthropologie,
de la Société médicale du IXe arrondissement.
Membre correspondant de la Société médicale de Bordeaux, etc.

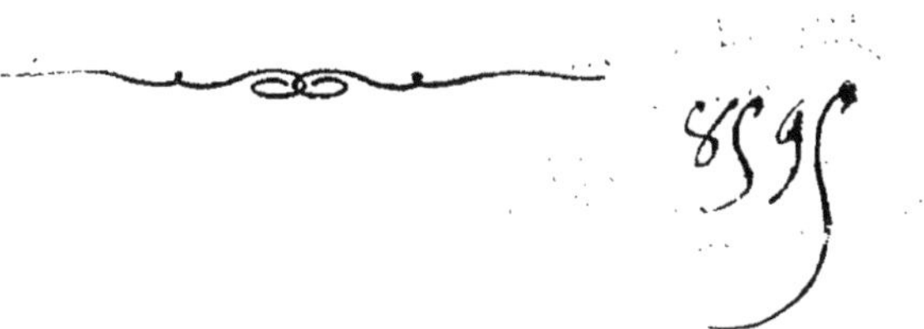

PARIS
A. PARENT, IMPRIMEUR DE LA FACULTÉ DE MÉDECINE
A. DAVY, successeur
31, RUE MONSIEUR-LE-PRINCE, 31

1881

RECHERCHES

SUR

LA SENSIBILITÉ CUTANÉE

DANS LES DIVERSES AFFECTIONS

DE L'APPAREIL UTÉRO-OVARIEN

I

Depuis longtemps déjà l'idée m'était venue de faire des recherches sur la sensibilité cutanée dans les diverses affections de l'appareil utéro-ovarien.

Occupé par d'autres travaux dont je fais hommage à la Société de médecine de Paris, je me contentais, sur le sujet qui m'occupe actuellement de prendre les observations que me fournissait ma clientèle personnelle.

Plus libre aujourd'hui, j'ai pu mettre mes notes et mes observations en bon état et c'est le travail manuscrit exigé par la Société de Paris que j'ai l'honneur de lui présenter à l'appui de ma candidature.

Mon programme est le suivant :

1° Rechercher la sensibilité cutanée dans les cas d'affections aiguës ;

2° Dans les cas d'affections chroniques;

3° Dans les cas d'affections nerveuses liées à des lésions utérines;

4° A l'époque de la ménopause.

Le nombre d'observations que j'ai pu recueillir est assez considérable.

Ces préliminaires posés j'entre immédiatement dans le vif de la question qui fait l'objet de ce mémoire.

II

A. Affections aiguës.

Les affections aiguës qu'il m'a été donné d'examiner sont les suivantes :

1° Vulvo-vaginites, 5 cas;

2° Métrites et périmétrites, 16 cas;

3° Métro-péritonites simples, 6 cas;

4° Métro-péritonites consécutives à l'accouchement, 12 cas;

5° Ovarite, 3 cas.

Vulvo-vaginite. — On n'ignore pas que la vulvo-vaginite détermine des douleurs violentes, lorsque le repas n'est pas gardé par la malade. Ces douleurs se font ressentir surtout dans la région perinéale, dans les abords de la vessie et du rectum.

Dans les cinq cas que j'ai observés, trois fois la sensibilité cutanée était exagérée, deux fois elle avait complètement disparu. Je ferai remarquer que toutes mes recherches ont été faites avec un compas de Weber et une aiguille très fine. Je ne donne bien entendu qu'un résumé de mes observations, ne voulant pas, si je les transcrivais *in extenso*, présenter à la Société un mémoire trop chargé et qu'elle pourrait trouver beaucoup trop long.

Dans les trois cas d'exagération, on la retrouvait principalement sur la face interne des cuisses et sur la région lombaire. La partie externe des cuisses ne présentait aucune douleur et la sensibilité était normale.

Dans les deux cas où la sensibilité avait disparu, la malade ne sentait ni les pointes de l'instrument, ni l'aiguille.

Métrites et périmétrites. — J'ai trouvé douze fois la sensibilité cutanée absolument nulle dans toute la région fessière et jambière. La face interne des cuisses et l'abdomen présentaient également une sensibilité nulle. J'avoue que j'en ai été surpris.

Seule la région lombaire offrait les signes d'une sensibilité cutanée exagérée.

Dans les quatre autres cas il y avait hyperesthésie réelle de la sensibilité. Elle occupait complètement les cuisses, les régions lombaires et abdominales.

Métro-péritonites consécutives à l'accouchement. — Sur les douze métro-péritonites que j'ai eu occasion de voir et de soigner, neuf fois j'ai constaté une exagération de la sensibilité cutanée principalement à la région abdominale. Dans trois cas et surtout un dont je vais parler plus loin, il y avait une anesthésie absolue. Dans le cas dont je viens de parler, nous étions au troisième jour après l'accouchement. L'abdomen qui aurait dû être douloureux et sensible ne sentait absolument pas les pointes de mon instrument. Ce phénomène étonna beaucoup le médecin traitant qui m'avait appelé en consultation.

Ovarite. — Dans les trois cas d'ovarite que j'ai eu à soigner, les recherches sur la sensibilité cutanée m'ont toutes donné des résultats négatifs, c'est-à-dire que la sensibilité était normale, excepté bien entendu sur la partie correspondante à l'ovaire douloureux, où il y avait hyperesthésie.

III

AFFECTIONS CHRONIQUES

Les affections chroniques de l'appareil utéro-ovarien qu'il m'a été donné d'examiner tout en les traitant sont les suivantes :

1° Métrites chroniques, 30 ;

2° Tumeurs fibreuses de l'utérus, 10.

3° Cancers, fibreux de l'utérus, 15 (7 du corps, 8 du col).

Métrites chroniques. — Sur les 30 cas de métrite chronique j'ai constaté 22 fois un défaut absolu de la sensibilité cutanée. Dans les 8 autres cas la sensibilité était normale.

Tumeurs fibreuses de l'utérus. — Toutes mes tumeurs fibreuses de l'utérus m'ont donné le même résultat. Sensibilité cutanée absolument nulle. Et cela à tel point que les malades que je traitais par les courants continus ne sentaient absolument rien et n'éprouvaient aucune sensibilité autour des eschares que produit toujours le pôle négatif. Ce résultat m'a, je l'avoue, beaucoup étonné.

Cancers. — Sur les 15 cas de cancer 11 présentaient une sensibilité normale.

Sur 4 seulement la sensibilité cutanée avait absolument disparu.

On voit par ce qui précède que sur 97 cas j'ai obtenu :

Sensibilité exagérée.....	20 + 12 = 32
Sensibilité nulle.........	58 + 12 = 70
Sensibilité normale......	19 + 3 = 22

IV

AFFECTIONS NERVEUSES

Hystérie. — Le professeur Jaccoud a fait remarquer dans son beau Traité de pathologie interne que le fonctionnement de l'appareil nerveux dépend de la subordination naturelle de l'activité spinale à l'activité cérébrale.

Dans l'hystérie cet équilibre est rompu au profit de la moelle. Nul doute que la sensibilité cutanée ne soit ou ne puisse être influencée d'une façon ou d'une autre.

Je n'ai en vue dans ce paragraphe que les cas d'hystérie que j'ai pu observer chez des femmes atteintes d'affections de l'appareil utéro-ovarien.

Elles étaient atteintes :

3 de troubles de la menstruation.

Les crises cessèrent dès que la menstruation devint régulière et cela fut obtenu par le traitement que j'indiquais au bout de trois mois.

Sur ces 3, 2 présentèrent une hyperesthésie cutanée. La troisième au contraire une insensibilité absolue.

5 cas d'aménorrhée donnant lieu à des accès hystériques que j'ai eu à traiter ont vu les accès disparaître lorsque les règles sont venues. Elles présentaient une insensibilité absolue du sys-

tème cutané sur les membres inférieurs et l'abdomen. Dans deux cas de dysménorrhée avec crise hystérique, la sensibilité était normale. L'hystérie disparut après la guérison de la dysménorrhée.

Chez 6 femmes enceintes hystériques, j'ai constaté dans chaque cas une hyperesthésie cutanée très considérable des cuisses, de l'abdomen et du bras.

Le meilleur traitement à imposer à l'hystérie sympathique est évidemment le traitement de la lésion utérine, mais il ne faut pas oublier de donner en même temps les calmants et les antispasmodiques.

Lorsque l'hystérie est antérieure aux accidents utéro-ovariens, il est rare qu'elle disparaisse avec les accidents de ces derniers.

Je ne l'ai jamais vue devenir idiopathique lorsqu'elle était apparue en même temps que les accidents utéro-ovariens.

Épilepsie. — Je ne connais pas de fait permettant d'affirmer que les affections utérines peuvent amener de l'épilepsie sympathique. Cependant M. Marotte a signalé dans un très intéressant mémoire des rapports étroits entre la menstruation et la production de l'épilepsie.

Paralysies. — Je n'ai jamais eu occasion d'observer des paralysies liées à des affections utéro-ovariennes. Je ne nie pas cependant qu'on puisse en rencontrer et qu'on en ait rencontré.

V

MÉNOPAUSE

Sur 22 cas de femmes arrivées à l'âge de la ménopause et qui présentaient des douleurs intra-utérines sans lésions aucune, j'ai observé 16 cas de sensibilité cutanée absolument nulle, et 6 cas d'hyperesthésie.

TRAITEMENT

Comme traitement je conseille d'employer :

1° Dans les cas de sensibilité cutanée nulle, les courants induits qui m'ont donné d'excellents résultats ;

2° Dans les cas d'hyperesthésie, les vaporisations d'éther les faisaient rapidement disparaître.

Je n'ai pas la prétention d'être le premier à avoir fait des recherches sur ce sujet, mais je n'ai rien trouvé dans les livres de gynécologie.

Paris. — A. PARENT, imp. de la Fac. de médec., rue M.-le-Prince, 31.
A. DAVY, successeur.

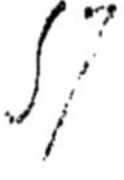

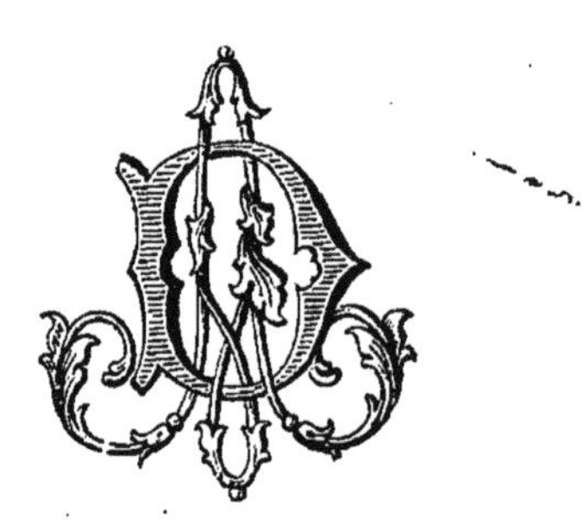

www.ingramcontent.com/pod-product-compliance
Ingram Content Group UK Ltd.
Pitfield, Milton Keynes, MK11 3LW, UK
UKHW020500220726
13923UKWH00006B/2667